AF467067

LES

SALLES D'INHALATION

DU MONT-DORE

Communication faite à la Société d'Hydrologie Médicale de Paris

(Séance du 6 Mars 1911)

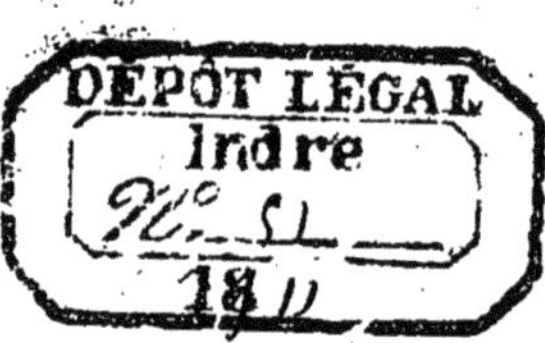

PAR

Le Dr Sidoine JEANNEL

ANCIEN INTERNE DES HOPITAUX

ANCIEN CHEF DE CLINIQUE A LA FACULTÉ DE MONTPELLIER

ISSOUDUN
IMPRIMERIE H. GAIGNAULT
15, Rue Victor-Hugo, 15

1911

LES

SALLES D'INHALATION

DU MONT-DORE

Communication faite à la Société d'Hydrologie Médicale de Paris

(Séance du 6 Mars 1911)

PAR

Le Dr Sidoine JEANNEL

ANCIEN INTERNE DES HOPITAUX

ANCIEN CHEF DE CLINIQUE A LA FACULTÉ DE MONTPELLIER

ISSOUDUN

IMPRIMERIE H. GAIGNAULT

15, Rue Victor-Hugo, 15

1911

DU MÊME AUTEUR

Le Mont-Dore au point de vue thérapeutique (Leçon faite à l'Institut de Biologie de Montpellier, le 25 avril 1907. Imprimerie Centrale du Midi).

Des précautions que doivent prendre les malades, avant, pendant et après la cure Mont-Dorienne (In-8°. Clermont-Ferrand. G. Mont-Louis, 1906).

Tuberculose et mariage (In-8°. Montpellier, Delord-Boehm et Martial. 1902).

Quelques cas d'hystérie mâle et de neurasthénie, par le Professeur GRASSET. Leçons recueillies et publiées par le Dr S. JEANNEL, Chef de clinique (Montpellier, Coulet, libraire-éditeur, 1892) Paris, Georges Masson, libraire-éditeur, boulevard St-Germain).

Des fièvres tuberculeuses et de leur traitement par l'antipyrine (Thèse de Montpellier, 1887. Prix de thèse).

De la fièvre infectieuse, tuberculeuse, aiguë (Communication au Congrès de la tuberculose. Paris, 1888).

La fièvre paludéenne et la culture des vignes au bord de la mer aux environs de Montpellier (*Montpellier Médical*, 1888).

Tuberculose pleuro-polmonaire apyrétique ; action de la lymphe de Koch. En collaboration avec le Dr BOINET (*Semaine médicale*, janvier 1891).

Du traitement chirurgical de la pleurésie suppurée (In-8°, Montpellier, Boehm et Fils, 1884).

De la suppression de la douleur dans les accouchements par les applications locales de chlorhydrate de cocaïne (*Nouvelles Archives d'obstétrique et de gynécologie*, 25 avril 1885).

Contribution à l'étude de la Radio-activité des sources thermales du Mont-Dore (Communication faite à la *Société d'Hydrologie Médicale de Paris*, en collaboration avec M. JACQUIN, capitaine d'artillerie en retraite. Paris, Masson et Cie, éditeurs, Boulevard Saint-Germain, 1909.)

LES

SALLES D'INHALATION DU MONT-DORE

Par le Dr Sidoine JEANNEL

La méthode de l'inhalation des vapeurs d'eau thermale est depuis longtemps en usage au Mont-Dore.

Au début, c'était simplement la vapeur qui se dégageait des bains ou du jet des douches liquides, que le malade respirait dans sa cabine.

Les premiers essais ont été suivis de résultats si manifestes, si précis, si évidents, que les installations primitives sont bien vite devenues insuffisantes.

On a créé alors, en 1852, des salles plus commodes, mais il a fallu bientôt agrandir et multiplier ces salles, dans lesquelles la vapeur était produite par l'ébullition de l'eau minérale. Puis, on a perfectionné les moyens employés pour la vaporisation de l'eau des sources.

Au bout de quelques années, l'établissement spécialement construit pour les vapeurs, était devenu lui-même tout-à-fait insuffisant.

L'établissement actuel a réalisé un grand progrès.

Les salles d'inhalation sont au nombre de trente-quatre. Ce sont de vastes pièces carrées, aux voûtes élevées et assez spacieuses pour pouvoir contenir quarante, soixante et quatre-vingts malades à la fois.

Elles couvrent une superficie totale de *deux mille* mètres carrés et représentent une capacité de *six mille quatre cents mètres cubes.*

Enfin, on a capté les gaz thermaux et on a créé de nombreuses installations au rez-de-chaussée et au premier étage, pour la pratique des douches nasales *gazeuses.*

On voit par la proportion de ces données quelle est l'importance que la médecine donne aux inhalations des vapeurs et des gaz thermaux dans la cure Mont-Dorienne.

Le service des inhalations est divisé en quatre classes :

1° La classe de luxe, comprenant huit installations : quatre pour les dames et quatre pour les messieurs, où chaque malade a pour lui seul un vestiaire, une salle de bains avec douches et une salle de vapeurs, le tout formant un appartement indépendant.

2° La première classe, comprenant 6 grandes salles, 3 pour les messieurs, 3 pour les dames.

3° La deuxième classe. comprenant 6 salles pour les dames et 12 pour les messieurs.

4° La troisième classe, comprenant 4 salles : 2 pour les femmes et 2 pour les hommes.

La disposition du service de ces différentes classes est la même pour chacune d'elles à savoir :

Un vestiaire, chauffé par des radiateurs à vapeur, dans lequel se trouve une série de casiers numérotés, où chaque malade dépose les effets qu'il doit enlever avant d'entrer dans les vapeurs.

Chaque groupe de salles de vapeurs est disposé de la même façon : trois salles consécutives, communiquant entre elles chacune par une porte s'ouvrant et se fermant au passage de chaque malade. La première salle est à 28 degrés, la seconde à 30 degrés et la troisième à 32 degrés centigrades.

Le patient peut passer d'une salle dans la suivante, en ayant soin de commencer par celle dont la température est la moins élevée et de ne séjourner dans chacune d'elles que le nombre de minutes prescrit par le médecin.

La durée du séjour dans telle ou telle salle varie pour chaque malade, suivant le résultat que l'on veut obtenir, et suivant la susceptibilité du malade.

Production des Vapeurs

Au Mont-Dore, la vapeur diffère essentiellement, quant à sa nature et à son mode de production de celle des autres établissements thermaux.

Sous la pression d'une pompe placée dans l'une des sources (Chazerat), l'eau minérale, sans avoir vu le jour, à l'état naissant, est projetée, sous forme d'un jet très fin, sur les facettes mobiles d'un système à chicane, installé dans un cylindre, dont la température intérieure est maintenue à *160* degrés centigrades, au moyen d'un serpentin de vapeur d'eau ordinaire.

Sous l'influence de cette haute température, la poussière d'eau minérale, au fur et à mesure qu'elle se forme, est instantanément vaporisée sans passer par l'ébullition. Elle est entraînée par un jet de vapeur à trois atmosphères et se répand dans la salle par une ouverture située au niveau du sol.

Cette vapeur naissante s'élève et rencontre un nuage d'eau minérale poudroyée par des pulvérisateurs à air comprimé à soixante atmosphères, placés au niveau du plafond, tout autour de la salle.

C'est ce mélange de vapeur et de poussière d'eau minérale qui forme le brouillard des salles d'inhalation du Mont-Dore.

La combinaison de ces deux procédés, de date récente, a été mise en œuvre dans le quadruple but :

1° De faciliter la condensation de la vapeur.

2° De rafraîchir l'excès de chaleur de la vapeur naissante.

3° D'amener dans l'atmosphère de la salle la totalité des éléments gazeux et salins contenus dans l'eau minérale.

4° D'assurer le renouvellement d'air, par l'air comprimé, la ventilation étant complétée par des gaînes à tirage naturel, dont l'ouverture est placée à 25 centimètres au-dessus du niveau du sol.

L'atmosphère d'une salle est renouvelée deux fois par heure.

Atmosphère des Salles d'Inhalation

L'atmosphère des salles d'inhalation, d'après ce que nous venons de voir, est un mélange de vapeur d'eau minérale, de poussière d'eau minérale, de gaz thermaux et d'air.

Nous avons déjà indiqué comment la vapeur était produite : l'eau minérale venant directement de la source, sans avoir vu le jour, est poudroyée dans un cylindre dont la température intérieure est maintenue à la température de 160 degrés centigrades. Elle se trouve ainsi vaporisée instantanément sans passer par l'ébullition.

Ici se pose une question très importante, c'est la question de savoir si cette atmosphère est oui ou non minéralisée?

La vapeur et les gaz entraînent-ils avec eux les éléments minéraux contenus dans l'eau minérale?

Nous étudierons successivement la vapeur et les gaz.

Vapeur

Nous possédons plusieurs analyses des vapeurs des salles d'inhalation. C'est le fils de Michel Bertrand, chimiste distingué, qui signala le premier que la vapeur condensée de l'eau minérale était elle-même minéralisée.

Mais c'est au baron Thénard que nous devons la première analyse complète des vapeurs, dans lesquelles il a retrouvé tous les éléments minéraux contenus dans les sources. Il a dosé en particulier : la silice, le fer et l'arsenic. Je parlerai tout à l'heure des gaz.

En 1861, chargé par la Société Médicale de Paris, de faire une étude chimique complète sur les eaux minérales du Mont-Dore, J. Lefort constata que les chiffres des dosages opérés par lui différaient très peu de ceux obtenus par M. Thénard.

La partie de son rapport relative aux vapeurs hydro-minérales, présente le plus haut intérêt au point de vue qui nous occupe. Je vous en citerai les points principaux ;

« Maintenant que nous savons, dit-il, que les vapeurs hydro-minérales ont acquis un droit incontestable de cité dans la thérapeutique de la station du Mont-Dore, nous devons rechercher si elles sont constituées uniquement par de la vapeur aqueuse et du gaz carbonique, ainsi qu'on l'a annoncé, ou si, au contraire, elles renferment tout ou partie des principes minéraux des eaux qui ont servi à les produire.

« Au Mont-Dore, dit M. Lefort, la vapeur diffère essentiellement, quant à sa nature et à son mode de production, de celle de beaucoup d'établissements thermaux. »

« On y utilise seulement la vapeur forcée, que l'on obtient par une ébullition active de l'eau de la source Madeleine : « Cette opération suffit déjà pour prouver que la vapeur doit contenir, sinon la totalité, du moins une certaine partie des principes minéraux de l'eau elle-même ; c'est ce que l'analyse constate d'une manière évidente. »

. . . .

« M. Thénard, qui s'occupait de la recherche et du dosage de l'arsenic dans les sources du Mont-Dore, ne pouvait laisser de côté l'examen des vapeurs qui font, comme nous l'avons dit, la base d'une médication spéciale et importante dans cet établissement thermal. Or, les *vapeurs* condensées et *recueillies dans la salle* d'aspiration, et *le liquide concentré*, lui ont indiqué, à l'analyse, la présence des matières salines et de l'arsenic, que l'on constate dans l'eau de la source elle-même ».

Cela dit, Lefort expose alors et fait connaître ses propres

expériences, non moins précises que les précédentes, et il donne le détail des réactions qui lui ont donné de la silice, des sels de fer et d'arsenic.

« Ces expériences, dit-il, mettent donc hors de doute que la vapeur forcée et condensée de l'eau minérale du Mont-Dore contient une proportion appréciable de matières salines, dans des rapports et dans des états évidemment différents de celles qui existent dans les eaux minérales elles-mêmes.

« Nos expériences confirment donc celles de notre illustre devancier. »

Ainsi, Thénard d'abord, Lefort ensuite, ont démontré la présence, dans les vapeurs des salles d'aspirations, de la silice, du fer et de l'arsenic.

Je dois ajouter que Lefort a dosé aussi l'acide carbonique libre et l'azote.

Willm a également dosé l'acide carbonique libre. Nous verrons, en étudiant les gaz, qu'un litre d'eau de la source César contient : acide carbonique, 348 centimètres cubes ; azote, 14 centimètres cubes.

Enfin, à propos de la quantité de l'*arsenic,* Lefort conclut :

« Nous n'avons pas à nous prononcer, ici, sur son influence (de l'arsenic) dans les résultats que l'on obtient, dans cette station, par ce genre de médication.

« Nous nous bornerons à constater que les sources du Mont-Dore, par leur nature et surtout par leur faible minéralisation, sont dans des conditions plus favorables qu'un grand nombre de sources minérales, pour abandonner à la vapeur aqueuse la plus grande partie de l'arsenic qu'elles renferment.

« Ainsi, nous avons reconnu que, moins une eau est saturée de principes minéraux, plus certains sels, dont la fixité n'est qu'apparente, sont facilement volatilisés, lorsqu'un liquide, jouant le rôle d'intermédiaire, intervient ; tels sont, par exemple, les arsenites et les arseniates à base de sels sodique et potassique, et les iodures et les bromures alcalins ; aussi, dans la recherche de ces éléments et lorsque nous opérons avec des eaux peu minéralisées, avons-nous toujours le soin d'ajouter une certaine quantité de potasse pure, afin de rendre plus fixes les sels que la vapeur aqueuse a trop de tendance à entraîner avec elle. »

En 1886, M. Lecacheux (1) a analysé les vapeurs, non plus dans les salles, mais à leur départ des chaudières dans lesquelles il portait l'eau minérale à l'ébullition.

Par une série d'expériences, il a établi que l'eau de la source Bertrand, soumise à la distillation en vase clos, fournit dans ses vapeurs d'abord une proportion considérable d'acide carbonique, ainsi que des traces de sels de fer et d'arsenic ; en second lieu, après évaporation d'un volume d'eau égal au cinquième de la masse totale, il ne se dégage plus de traces, ni d'acide carbonique, ni de sels minéraux.

Cette observation explique en quelque sorte les résultats contradictoires de Pierre Bertrand qui, dans certaines expériences, avait constaté la présence de l'arsenic dans les vapeurs et, dans d'autres expériences, n'en trouvait pas.

Lecacheux en tire la conclusion qu'il existe une liaison intime entre l'acide carbonique et les traces de fer et d'arsenic contenues dans les vapeurs, à leur départ des chaudières.

Ce fait est intéressant, parce qu'il est démontré de la façon la plus évidente à la source César, où les gaz thermaux, en se dégageant, en même temps que la vapeur naturelle, entraînent avec eux des sels de silice, de fer et d'arsenic, qui se déposent sur les parois et sur la voûte de la source, sous forme d'une incrustation de silicate, de chlorure et de bromure de chaux opalescents, de couleurs variées : gris, rougeâtre et vert. C'est l'opale du Mont-Dore, avec laquelle on fait de forts jolis bijoux.

Enfin, en 1891, M. Willm fut chargé par l'Académie de Médecine de refaire les analyses des eaux du Mont-Dore.

(1) Annales de Méd. thermale, 1886, nos 1-9 et 1887, nos 1-6.

Les chiffres qu'il donne sont très analogues à ceux de Thénard et de Lefort : 1 milligramme d'arsenic et 18 centigrammes de silice par litre.

Ainsi donc, d'après les analyses de Pierre Bertrand, du baron Thénard, de Lefort et de Lecacheux, les vapeurs des salles d'inhalation contiennent les mêmes éléments minéraux que l'eau minérale elle-même.

Quels sont ces éléments minéraux ? Les principaux sont : la silice, le sodium, le fer, l'arsenic et la chaux.

Voici les analyses de trois sources : Madeleine, César et Saint-Jean (ou du Pavillon), qui indiquent dans quelles proportions ils sont contenus dans l'eau.

ANALYSE DES SOURCES DU MONT-DORE (1)

	Madeleine	César	Saint-Jean
	—	—	—
Acide carbon. des bicarb.	0gr7290	0gr6829	0gr7294
Acide carbon. libre. . .	0,6340 (320cc5)	0,7094 (358cc7)	0,6194 (313cc)
Carbon. de sodium. . .	0,4076	0,3786	0,4155
— de potassium . .	0,0854	0,0835	0,0859
— de lithium. . .	0,0044	0,0047	0,0044
— de calcium. . .	0,2184	0,2043	0,2180
— de magnésium .	0,1229	0,1140	0,1135
— ferreux	0,0128	0,0116	0,0149
— manganeux . .	0,0013	0,0023	0,0017
Chlorure de sodium . .	0,3697	0,3472	0,3715
Sulfate de sodium . . .	0,0589	0,0557	0,0594
Silice	0,1774	0,1796	0,1759
Borates. . } traces			
Iodures. . } traces			
Phosphates } traces			
Arséniate disodique anhydre . . .	0,0010	0,0010	0,0010
Matière organ. par différ.	0,0110	0,0031	0,0159
Minéralisation totale (moins l'acide carbon que libre) . .	1,8351	1,7270	1,8423

Sans entrer dans le détail des chiffres, je rappellerai seulement ici que ces eaux sont légèrement *alcalines*, *gazeuses*,

(1) Wilm, 1891.

bicarbonatées mixtes, arsenicales, ferrugineuses et fortement *siliceuses*. Si la teneur en arsenic est relativement faible, en revanche, la teneur en *silice* est très considérable, *18* centigrammes par litre, ce qui les a fait dénommer les plus *siliceuses* des eaux françaises.

Quoiqu'il en soit de cette minéralisation et de cette composition particulière, l'eau du Mont-Dore présente une *affinité* remarquable pour *l'oxygène*, dont elle absorbe, exposée à l'air libre, une quantité *dix fois* plus grande que l'eau distillée, d'après les expériences de MM. Coignard et Bretet.

Cette propriété d'absorber de *l'oxygène* et d'exhaler de *l'acide carbonique* est très suggestive au point de vue de l'action sur les voies respiratoires. Elle justifie, en quelque sorte, l'épithète de *vivante*, donnée à l'eau prise à l'émergence des griffons et, dans tous les cas, elle est un facteur dont il faut tenir compte dans la composition des vapeurs des salles d'inhalation.

Gaz

Nous avons dit que l'atmosphère des salles d'aspiration était un mélange de vapeur, de poussière d'eau minérale et de gaz. Ce sont ces derniers que nous allons étudier maintenant :

Analyse des Gaz Thermaux du Mont-Dore

Pour 1 litre d'eau de César :

Acide carbonique libre (Willm)	350 c.c.
Azote libre (Lefort).....................	14 c.c.

Pour 100 volumes (Parmentier) :

Acide carbonique........................	99,50
Azote................................	0,49
Argon................................	0,01

Pas trace d'oxygène :

Hélium (d'après Moureu)..........	0.006 p. 100
Radioactivité (Curie et Laborde)	0.33

(4 jours après puisement et transport à Paris)

Toutes les sources du Mont-Dore émettent des gaz qui s'échappent en donnant à l'eau un aspect bouillonnant.

Ils passent avec l'eau dans les salles de vapeurs et contribuent à en former l'atmosphère. Il était donc nécessaire de savoir quels étaient ces gaz et dans quelles proportions ils étaient mélangés.

L'analyse a démontré que ces gaz étaient : l'acide carbonique, l'azote, l'argon et l'hélium.

Un litre d'eau contient 358 centimètres cubes d'acide carbonique, d'après Willm, et 14 centimètres cubes d'azote, d'après Lefort.

Quant à l'argon, il a été signalé par Parmentier, dont voici l'analyse complète :

« Certaines sources, comme la source Eugénie, de Royat, rejettent de l'acide carbonique pur, entièrement absorbable par la potasse, à condition de recueillir ce gaz à la source même ».

« Au Mont-Dore, il n'en est pas ainsi. Quand, après avoir recueilli les gaz qui s'échappent de ses sources, on essaye de les absorber par la potasse, il reste un résidu faible, il est vrai, mais très sensible.

100 centimètres cubes laissent un résidu de 0,50, dont les propriétés sont celles de l'azote et de ses congénères ».

La composition des gaz émis par les sources du Mont-Dore est la suivante :

Acide carbonique	99,50
Azote	0,49
Argon	0,01

« *Pas de trace d'oxygène.*

Quand on fait barbotter ces gaz dans de l'eau distillée pendant un temps assez long, on constate que cette eau, évaporée dans le vide en présence de l'acide sulfurique, laisse un faible résidu salin en majeure partie formé de *silice*, de *bromures* et de *chlorures* ».

Ainsi, les gaz entraînent avec eux la *silice* et les sels minéraux et contribuent à minéraliser l'atmosphère des salles d'inhalation avec des *bromures* et des *chlorures*.

La quantité de sels minéraux entraînée par les gaz spontanément émis par les sources est suffisante pour obliger les malades à faire usage des douches nasales gazeuses avec beaucoup de précaution. En effet, la sensation qu'ils éprouvent au moment du passage des gaz dans les narines est tout-à-fait analogue à celles qu'ils éprouveraient s'ils respiraient sur un flacon d'ammoniaque.

Cependant l'acide carbonique, comme l'azote et l'argon, est un gaz inodore dont la présence ne peut être décelée par aucune sensation olfactive. Donc, la sensation aiguë, violente, ressentie par les malades qui respirent par leur nez les gaz thermaux, est dûe à autre chose qu'à l'acide carbonique. Elle est vraisemblablement dûe à l'action de la silice, des chlorures et des bromures.

Quoi qu'il en soit, les gaz thermaux purs sont *irrespirables*, puisqu'ils contiennent 99,5 o/o d'acide carbonique, 0,49 d'azote et 0,01 o/o d'argon, *sans trace d'oxygène*.

Dans les salles de vapeurs, ils sont mélangés à une grande quantité de vapeur d'eau et d'air et cette dilution est indispensable pour en faire un médicament doux et puissant.

M. Nicolas a dosé la proportion d'acide carbonique qui s'y trouve réduite au chiffre de 62 dix millièmes par litre, c'est-à-dire 15 fois plus que dans l'air ordinaire.

Enfin les raies spectroscopiques de l'hélium ont été constatées par MM. Curie et Laborde, démontrant la radioactivité des sources qu'ils ont évaluée au chiffre de 0,33.

M. Moureu a dosé l'hélium : 0,006 p. 100.

Il est nécessaire d'insister sur l'action des gaz thermaux, parce qu'il semble bien qu'il y ait une liaison intime entre eux et les émanations radioactives qui ont la propriété d'emporter avec elles les particules métalliques quand elles traversent une solution saline.

Laissez-moi à ce propos vous rappeler les conclusions du rapport que je vous ai lu ici même en 1909 :

« De l'ensemble de nos expériences répétées un grand nombre de fois, il résulte :

1° Que l'eau des sources est d'autant plus radioactive qu'elle est puisée plus près du bouillonnement gazeux de la source ;

2° Que les gaz recueillis sur le bouillonnement des griffons des diverses sources possèdent un degré de radioactivité très supérieur à celui de l'eau :

3° Que l'atmosphère, dans le voisinagé des sources, est elle-même radioactive ;

4° Que les émanations radioactives des dégagements gazeux paraissent jouer un rôle important dans les effets sédatifs des salles d'inhalation et des demi-bains hyperthermaux ».

De tous ces faits, il résulte d'une façon indiscutable que non seulement la vapeur, mais les *gaz* eux-mêmes et les émanations radioactives entraînent avec eux les éléments minéraux de l'eau des sources dans l'atmosphère des salles d'inhalation.

Je ne parle pas de l'eau poudroyée qui, dans la composition de l'atmosphère des salles de vapeur du Mont-Dore, ne joue qu'un rôle secondaire et accessoire.

Vous voyez par ces données combien cette médication montdorienne est spéciale.

Je vais maintenant essayer de vous en montrer rapidement les effets thérapeutiques.

Action Physiologique et Thérapeutique des Salles de Vapeurs

Pendant la séance d'aspiration, les malades, au lieu de rester immobiles ou assis, grâce à la dimension spacieuse des salles, peuvent et doivent se promener, en marchant à pas lents et allongés, tout en se livrant à la conversation, parce qu'alors les mouvements respiratoires sont plus amples et facilitent le renouvellement de l'air résidual.

L'action physiologique et thérapeutique de ce brouillard chaud, de cette vapeur siliceuse, arsenicale et ferrugineuse, de ces gaz si actifs avec leur potentiel de radioactivité, est une action très intense qui se manifeste par des effets *immédiats* et par des effets *ultimes* ou à distance.

L'action *immédiate* des inhalations est une action *détersive.* La vapeur minéralisée, en pénétrant l'arbre aérien jusqu'au fond des alvéoles, envahit toutes les anfractuosités des voies respiratoires ; elle se condense à la surface de toute la muqueuse, la lubréfie et modifie les sécrétions plus ou moins épaisses, plus ou moins gluantes, qu'elle fluidifie et dont elle facilite l'expulsion.

Au bout de quelques minutes de séjour dans la salle d'aspiration, l'asthmatique ou le bronchitique emphysémateux expectore facilement, dégorge ses bronches et éprouve en somme un soulagement comparable à celui que lui procure une fumigation de datura.

Mais cette action *détersive* n'est pas la seule, elle est suivie d'une action *sédative* des plus remarquables, qui fait cesser les spasmes nerveux et arrête l'accès d'asthme. Il est permis de penser qu'il s'agit là d'une action topique calmante du médicament sur les extrémités nerveuses bronchiques et, pour ma part, je pense que les émanations radioactives dont les propriétés calmantes et sédatives sont bien connues, doivent jouer un rôle important dans cette action sédative si bienfaisante.

L'action *ultime* ou *ultérieure* est d'abord une action *résolutive* qui paraît être la conséquence d'une suractivité des cellules épithéliales des muqueuses, produisant une rénovation de l'épithélium tout-à-fait semblable à celle qui est consécutive à l'action de l'eau prise en boisson et avec laquelle elle peut être confondue.

En effet, on sait combien est intense l'absorption par les voies respiratoires et, si on se rappelle la surface considérable (150 mètres carrés) attribuée par MM. Kuss et Duval à la somme des parois des alvéoles, d'une part, et le temps qu'un malade passe dans les salles de vapeurs, d'autre part, on peut se convaincre que la dose du médicament absorbée par les poumons, en une heure, par exemple, est comparable à la dose ingérée par l'estomac, avec cette différence que l'assimilation par la voie pulmonaire est beaucoup plus rapide et que l'absorption des gaz est instantanée.

Enfin, il faut se rappeler qu'en raison de son affinité pour l'oxygène, l'eau du Mont-Dore, absorbant une quantité de ce gaz dix fois plus forte que l'eau distillée, il en résulte que la vapeur d'eau respirée dans les salles d'inhalation, arrive aux alvéoles avec une proportion d'oxygène dix fois plus forte que la vapeur d'eau ordinaire et donne à l'osmose alvéolaire une activité décuplée, en fournissant aux globules rouges du sang une proportion inusitée d'oxygène. Ceux-ci acquièrent de ce chef une activité plus grande pour fixer la silice médicamenteuse essentiellement anti-arthritique, le fer et l'arsenic, sous forme peut-être de bromures et de chlorures.

Quoi qu'il en soit, si l'on observe et si l'on suit un malade, on constate chez lui une desquammation épithéliale de toutes les muqueuses et de la peau. Comme cette desquammation ne s'effectue pas simultanément sur tous les points, la surface des muqueuses prend l'aspect de véritables cartes géographiques, aussi bien sur la langue que sur les amygdales. L'examen laryngoscopique démontre que la muqueuse du larynx participe à ce catarrhe général d'emblée, qui s'étend également à la trachée et aux bronches et qui, au point de vue fonctionnel, se traduit par un peu de gêne respiratoire, laquelle chez certains emphysémateux peut aller jusqu'à l'oppression et à la crise d'asthme.

En même temps que l'expectoration devient plus abondante, plus facile et plus franchement muqueuse, la respiration devient peu à peu plus libre, mais l'auscultation révèle au bout de quelques jours des bouffées de râles sous-crépitants disséminés, qu'on a comparés, très justement d'ailleurs, aux râles sous-crépitants de retour de la pneumonie.

En réalité, il se produit une véritable chute de l'épithélium dont la desquammation est également visible sur la peau comme sur les muqueuses et qui est, en somme, la conséquence d'une action générale dont la localisation sur la muqueuse des voies respiratoires n'est que l'un des termes.

Peu à peu la langue se dépouille de l'enduit qui la recouvrait et reprend son aspect normal ; l'expectoration diminue et cesse même parfois tout-à-fait ; les râles sous-crépitants deviennent plus rares, cependant la toux persiste quoique diminuée et ne disparaîtra complètement qu'au bout d'un temps assez long pour que l'épithélium soit renouvelé, c'est-à-dire un mois et quelquefois plus.

Mais il existe aussi un effet sédatif *ultime* ou à distance, *effet sédatif principal*, qui ne s'obtient qu'après plusieurs cures successives et qui amène la suppression définitive ou, du moins, la diminution persistante très manifeste de la fréquence et de l'intensité des accès d'asthme. Il est infiniment probable que l'activité plus grande de la nutrition et de la combustion élémentaire, d'une part, et que la rénovation successive et répétée des cellules épithéliales, d'autre part, amènent une modification profonde favorable et définitive dans tous les épithéliums, aussi bien du côté des muqueuses que du côté de la peau.

En résumé :

Les salles d'inhalation du Mont-Dore constituent une médication complexe très *spéciale*, qui n'a d'équivalent dans aucune autre station en France ou à l'étranger.

Ce ne sont pas du tout, comme certaines personnes semblent le croire, des étuves à transpiration, mais bien des salles d'aspiration très vastes où les malades vont respirer, à des températures de 28, 30 et 32 degrés, un brouillard médicamenteux dont la composition est un mélange de vapeur d'eau minérale, de poussière d'eau minérale, d'acide carbonique, d'azote, d'argon, d'hélium et d'air. Ce mélange constitue une atmosphère radioactive, dans laquelle les analyses chimiques ont toujours permis de constater la présence et de doser les éléments minéraux contenus dans l'eau thermale, en particulier la silice, le fer et l'arsenic.

Par leur action calmante, sédative et résolutive, les salles d'inhalations montdoriennes constituent la médication par excellence des catarrhes des voies respiratoires à allure congestive ou spasmodique chez les *neuro-arthritiques*, qu'ils soient rhumatisants, goutteux, herpétiques, tuberculeux ou diabétiques.

Et l'on peut dire au point de vue *des indications* : que tous les états morbides respiratoires qui, chez les *arthritiques*, s'accompagnent ou se compliquent d'éléments nerveux, de toux spasmodiques, de crises pulmonaires d'asthme, sont justiciables de cette médication.

Discussion.

M. Cany tient à rappeler le point de départ de la communication de M. Jeannel. C'est à la suite de la discussion d'une des théories d'Onimus sur l'action de la vapeur d'eau obtenue par ébullition, que la pensée de préciser les méthodes montdoriennes est née. Il se réjouit de l'occasion et tient donc à insister sur le fait même de l'ébullition que M. Jeannel refuse d'admettre pour la production de la vapeur des salles d'aspiration du Mont-Dore.

Il est cependant évident que l'acte de porter de l'eau à une température supérieure à 100° constitue le phénomène de l'ébullition.

M. Cany estime que l'on a absolument tort de faire intervenir les résultats thérapeutiques dans la discussion actuelle qui est purement l'exposé d'une technique et qui n'a pour but que de dissiper des incertitudes au sujet d'un procédé dont la valeur thérapeutique n'est certes plus à démontrer. Mais précisément pour arriver à ce degré de précision désirable, il regrette que l'atmosphère des salles actuelles d'aspiration du Mont-Dore n'ait pas fait l'objet d'une étude aussi précise que celle qui a été réalisée ailleurs, étant donné que cette étude ne présente rien de difficulteux. Toutes les analyses présentées par M. Jeannel ont trait à la recherche *qualitative* des éléments dans les salles ; mais aucune ne fixe sur la teneur réelle en matériaux salins ou gazeux dans un volume déterminé, un mètre cube de cette atmosphère par exemple, ni sur le rapport comparatif de ces éléments avec les éléments des sources qui fournissent l'eau minérale pour l'aspiration.

C'est le point spécial que M. Cany s'est attaché à élucider dans ses travaux sur l'atmosphère des salles d'inhalation de la Bourboule et il exprime le vœu qu'une étude semblable vienne compléter le remarquable travail de M. Jeannel.

M. Frenkel demande à M. Jeannel si vraiment au Mont-Dore il y a entraînement *électif* par la chaleur de l'ébullition des éléments spéciaux : fer, arsenic et silice, à l'exclusion des autres. Ce serait un fait nouveau pour les eaux minérales, et avant de l'accepter il faudrait le confirmer par des analyses exactes.

Réponse aux principales questions soulevées pendant la discussion

Les questions qui viennent de m'être posées vont me permettre de préciser certains points sur lesquels je n'ai pas été assez explicite. J'y répondrai en m'efforçant de grouper ensemble celles qui ont des points de contact, afin de ne pas abuser de la bienveillance avec laquelle vous avez bien voulu m'écouter.

Je répondrai à M. Frenkel que les auteurs des analyses des vapeurs et des gaz thermaux, que j'ai cités, n'expriment nullement qu'il y ait entraînement *électif* par l'ébullition des éléments spéciaux : silice, fer et arsenic, à l'*exclusion des autres*.

Ce qu'ils disent, c'est que ces éléments y sont dominants, par rapport aux autres éléments salins. Voici ce qu'ils ont écrit :

« Ces expériences, dit Lefort (en parlant de ses propres expériences et de celles de Thénard), ces expériences mettent donc hors de doute que la vapeur forcée et condensée de l'eau minérale du Mont-Dore contient une proportion appréciable de matières salines, dans des rapports et dans des états évidemment différents de celles qui existent dans les eaux minérales elles-mêmes. »

En outre, M. Lecacheux, qui a analysé la vapeur à la sortie de la chaudière dans laquelle il portait l'eau minérale à l'ébullition, a déterminé d'une façon précise que le moment précis où la vapeur ne contenait plus de sels de fer, ne coïncidait pas avec le moment précis où elle ne contient plus de sel d'arsenic, ni ce dernier avec le moment précis où la vapeur ne contient plus les autres sels minéraux. Cette expérience démontra que les sels minéraux passent dans la vapeur proportionnellement à leur degré de fixité et non proportionnellement à leur quantité. Il est donc logique qu'ils se trouvent dans la vapeur des salles d'inhalation, dans des proportions différentes de celles dans lesquelles ils étaient contenus dans l'eau minérale.

De même pour les gaz. Je laisse la parole à M. Parmentier : « Quand on a fait barboter ces gaz dans de l'eau distillée, pendant un temps assez long, on constate que cette eau, évaporée dans le vide en présence de l'acide sulfurique, laisse un faible résidu salin, *en majeure partie* formé de silice, de bromures et de chlorures. » Il ne s'agit donc pas d'un entraînement *électif* par l'ébullition de certains éléments à l'exclusion des autres.

Ma réponse à M. Cany sera, en quelque sorte, la conclusion des faits que je viens d'exposer et de la discussion qu'ils ont soulevée.

C'est, en effet, à propos de la discussion d'une des théories d'Onimus sur l'action de la vapeur d'eau obtenue par ébullition, qu'est née la pensée de préciser la méthode de l'inhalation des vapeurs d'eau thermale en usage au Mont-Dore.

J'ai protesté énergiquement quand on a voulu établir une comparaison quelconque entre les expériences d'Onimus et ce qui se passe dans nos salles d'aspiration.

En effet, la composition de l'atmosphère de nos salles d'inhalation est un mélange très complexe : 1° de vapeur minéralisée par la silice, par le fer et par l'arsenic ; 2° de gaz thermaux entraînant avec eux les bromures, les chlorures et la silice ; 3° d'émanations radioactives qui transportent, elles aussi, les mollécules métalliques des sels minéraux. Cette atmosphère forme donc un médicament très spécial, à la fois doux et puissant, qui n'a d'équivalent dans aucune autre station.

Les essais de l'installation balnéaire de Bournemouth, en Angleterre, exactement copiée sur celle du Mont-Dore, avec un luxe et un confortable extraordinaires (avec notre eau transportée, et sous la direction d'un de nos confrères), n'ont pas donné les résultats qu'on en attendait.

Je réponds à M. Cany qu'il était nécessaire de faire intervenir les résultats thérapeutiques, parce qu'ils démontrent que, quel que soit le procédé employé pour produire la vapeur : vapeur spontanée provenant du jet de la douche, vapeur produite par l'ébullition de l'eau, ou vaporisation instantanée de l'eau minérale à 160 degrés et sous pression, ces résultats thérapeutiques ont toujours été sensiblement les mêmes.

« L'ancien établissement a fonctionné pendant cinquante ans, a dit M. Percepied, avec des moyens qui paraissaient bien primitifs.

« Aujourd'hui, dans l'établissement actuel, nous avons apporté des perfectionnements dans notre production de vapeurs, dans l'installation et la ventilation des salles, perfectionnements dont j'apprécie toute l'importance : je n'oserai pas dire que nos résultats thérapeutiques soient supérieurs à ceux que nous obtenions avec nos anciens procédés. »

En effet, la vapeur spontanée ou forcée, les gaz thermaux et les émanations radioactives forment une atmosphère spéciale minéralisée, quelle que soit la tension de la vapeur d'eau. Il n'est pas nécessaire que la tension maxima de la vapeur d'eau soit dépassée. C'est pour cette raison que je vous ai dit que, dans la composition de l'atmosphère de nos salles d'inhalation, l'eau poudroyée ne jouerait qu'un rôle secondaire et accessoire.

L'effet sédatif et calmant se produit non seulement dans les salles de vapeur, mais aussi dans l'établissement thermal, auprès des sources, et même dans l'atmosphère de la station, qui est, elle-même, radioactive.

Ce fait a été démontré par les expériences du capitaine Jacquin : Tandis qu'à Clermont, la vitesse de chute de la feuille d'aluminium de l'électroscope n'était que *un quart de degré* à l'heure, au Mont-Dore, à trois cents mètres des sources, cette vitesse de chute était environ *soixante fois* plus rapide, soit *un quart de degré à la minute.*

Je réponds, enfin, à M. Cany, au sujet de l'ébullition, sur laquelle il insiste, que, pour qu'il y ait ébullition, il faut qu'il y ait dégagement de bulles. Il est impossible de comparer le phénomène de l'ébullition de l'eau à l'air libre, avec la vaporisation instantanée de l'eau poudroyée telle qu'elle se produit dans nos cylindres clos et sous pression. L'eau est volatilisée instantanément et le phénomène de l'ébullition n'a pas le temps de se produire.

D'ailleurs, cette question de l'ébullition est, pour nous, secondaire. Peu nous importe que l'eau ait bouilli ou non, ou qu'elle ait été volatilisée instantanément dans un appareil compliqué ; puisque la *vapeur minéralisée*, les *gaz thermaux* et les *émanations radioactives* se dégagent spontanément de nos sources. Quel que soit le procédé employé pour les recueillir, ils passent dans les salles d'aspiration, dont ils constituent l'atmosphère *toute spéciale.*

J'ai déjà dit pour quelles raisons les gaz thermaux *purs* étaient *irrespirables*. Leur action *violente* sur la muqueuse naso-pharyngienne exige qu'ils soient mélangés à de fortes proportions d'air et de vapeur d'eau, pour être absorbés utilement par les voies respiratoires. C'est ce qui est réalisé dans nos salles, et les résultats thérapeutiques que nous obtenons sont très particuliers.

Pour toutes ces raisons majeures, vous conviendrez, avec moi, qu'il est impossible d'admettre une comparaison quelconque entre les expériences d'Onimus et ce qui se passe dans les salles d'inhalation du Mont-Dore.

M. le Président remercie M. Jeannel de sa communication dont il souligne l'importance *capitale*, puisqu'elle définit une quantité de faits restés longtemps dans le vague et l'imprécision. Il le félicite de son initiative.

Issoudun. — Imp. H. Gaignault, 15, rue Victor-Hugo.

www.ingramcontent.com/pod-product-compliance
Ingram Content Group UK Ltd.
Pitfield, Milton Keynes, MK11 3LW, UK
UKHW020450220726
13923UKWH00005B/2453

9 782019 275341